10년 이상의 임상 전문가들이 모여 　　　　　　　　　　　　을 통해 인지 건강 길잡이가 되어 도움을 주고자 노력하고 있는 작은 모임입니다.

　치매 어르신을 꾸준히 관찰하고 치료 효과를 확인하여 치매를 예방하고 진행 속도를 늦출 수 있도록 노력하고 있습니다.

　그 작은 결실로 가정, 복지관, 치매안심센터, 주간보호센터에서 손쉽게 활용할 수 있는 　　　　　　　　　　　를 제작하였습니다.

　치매 어르신의 기억을 잘 가꿀 수 있는 　　　　　　을 할 수 있기를 기대합니다.

치매는 아직 병을 낫게 할 수 있는 치료법이나 약이 나오지 않아 더욱 두려운 질환입니다. 치매와 멀어지고, 진행 속도를 늦추기 위해서는 **매일 매일의 좋은 습관과 뇌 자극이 도움**이 됩니다.

치매를 예방하고 유지하기 위한 일상생활을 조직화하고 규칙적인 인지 활동과 회상 활동을 통해 좋은 인지 건강 습관을 만들기 위한 목적으로 개발되었습니다.

아침에는 기억력 감퇴로 인한 두려움을 줄 일 수 있도록 하루 일정을 계획하고 인지 자극 문제와 회상 그림 색칠 후 질문에 답하기 할 수 있도록 하였습니다.
저녁에는 하루 마무리와 아침에 풀었던 문제를 기억하여 뇌를 자극 할 수 있도록 구성하였습니다.

치매 어르신뿐 아니라 노인·경도인지장애 어르신에게도 적합하며, 보호자, 자녀, 직접 치료 관리하는 전문가(간호사, 작업치료사 등) 모두 사용하실 수 있습니다.
꾸준한 격려와 관심으로 어르신의 건강한 인지 습관 형성으로 치매 걱정 없는 일상이 되길 기원합니다.

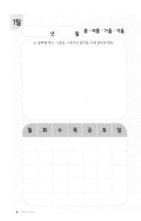

달력 만들기

달력에 맞는 그림을 그리거나 잡지를 오려 붙여보고 한 달을
계획 할 수 있습니다.

구성

빈칸에 계절에 맞도록 스스로 그림을 그리거나 잡지 또는 지난
달력을 오려서 꾸밀 수 있습니다.

달력을 보고 따라 숫자를 쓰거나 인지 수준에 맞게 숫자를 미리
알려 주고 난이도 조절하여 스스로 달력 숫자를 채울 수 있습니다.

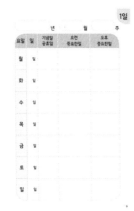

주간 계획

매주 월요일 일과를 미리 준비하고, 하루를 시작하기 전 중요한
일을 점검할 수 있습니다.

구성

7일 동안 공휴일, 자신과 관련된 기념일을 기록 할 수 있습니다.
예) 국군의 날, 딸 생일, 제사 등

주에 있는 중요한 약속을 오전, 오후로 나눠 기록 할 수 있습니다.
예) 병원 진료, 중학교 동창모임

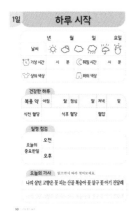

하루 시작

매일 규칙적으로 건강을 점검하고 일정을 계획 할 수 있습니다.

구성

한 곡의 노래를 7일에 나눠서 매일 가사를 따라 쓰고 당일 저녁,
주간 마무리에서 한 곡을 기억하고 적을 수 있습니다.

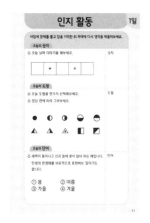

인지 활동

인지 활동(숫자, 도형, 단어)으로 뇌를 자극하고 인지 건강에 도움을 드립니다.

구성

오전에 매일 다른 문제를 (가사, 숫자, 도형, 단어) 풀고 답을 적어 저녁에 떠올 릴 수 있습니다.

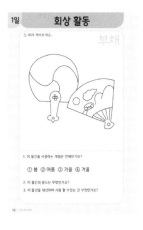

회상 활동

색칠하기와 회상 활동은 정서적 안정감에 도움을 드립니다.

구성

회상하기 관련된 질문이 구성되어 스스로 또는 누구나 쉽게 회상 활동을 할 수 있습니다.

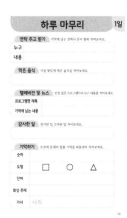

하루 마무리

일과를 정리하면서 하루를 돌아보는 시간을 보낼 수 있습니다. 오전 활동을 기억하면서 두뇌 자극에 도움을 드립니다.

구성

기억하기 활동은 오전에 가사, 인지 활동을 (숫자, 모양, 단어) 떠올리면서 적어볼 수 있습니다.

소중한 일상
1주차

어버이날이 있는 달 언제인가요?

답 수만큼 150쪽에서 색칠하세요.

1일

년   월   봄 · 여름 · 가을 · 겨울

♣ 달력에 맞는 그림을 그리거나 잡지를 오려 붙여보세요.

월   화   수   목   금   토   일

		년	월	주
요일	일	기념일 공휴일	오전 중요한일	오후 중요한일
월	일			
화	일			
수	일			
목	일			
금	일			
토	일			
일	일			

하루 시작

년   월   일   요일

날씨 ☀ ⛅ ☁ 🌧 ☂ ⛄

🕐 기상 시간   시   분   🌙 취침 시간   시   분

👕 상의 색상   👖 하의 색상

건강한 하루

복용 약 아침   알 점심   알 저녁   알

식전 혈당   식후 혈당   혈압

일정 점검

오늘의
중요한일

오전

오후

오늘의 가사   읽으면서 따라 적어보세요.

나의 살던 고향은 꽃 피는 산골 복숭아 꽃 살구 꽃 아기 진달래

나의 살던 고향은 꽃 피는 산골 복숭아 꽃 살구 꽃 아기 진달래

인지 활동

아침에 문제를 풀고 답을 기억한 뒤 저녁에 다시 생각을 떠올려보세요.

오늘의 **숫자**

♧ 오늘 날짜 더하기를 해보세요.

숫자

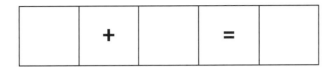

오늘의 **도형**

♧ 오늘 도형을 한가지 선택해보세요.

도형

♧ 정답 칸에 따라 그려보세요.

오늘의 **단어**

♧ 새싹이 돋아나고 산과 들에 꽃이 많이 피는 때입니다.
인생의 한창때를 비유적으로 표현하는 말이기도
합니다.

단어

① 봄　　② 여름
③ 가을　④ 겨울

회상 활동

♧ 따라 적어보세요.

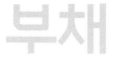

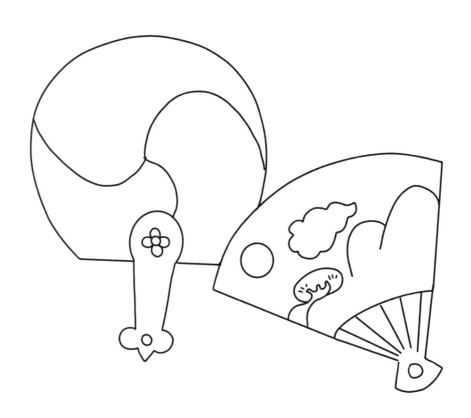

1. 이 물건을 사용하는 계절은 언제인가요?

① 봄 ② 여름 ③ 가을 ④ 겨울

2. 이 물건의 용도는 무엇인가요?

3. 이 물건을 대신하여 사용 할 수있는 건 무엇인가요?

하루 마무리

연락 주고 받기　기억에 남는 전화나 문자 통화 적어보세요.

누구

내용

먹은 음식　가장 맛있게 먹은 음식을 적어보세요.

텔레비전 및 뉴스　인상 깊은 프로그램이나 뉴스 내용을 적어보세요.

프로그램명 제목

기억에 남는 내용

감사한 일　감사한 일 고마운 일 적어보세요.

기억하기　오전에 문제의 답을 기억을 떠올리며 적어보세요.

숫자

도형　　□　　○　　△

단어

회상 주제

가사　　나의

하루 시작

년	월	일	요일

날씨 ☀ ⛅ ☁ 🌧 ☂ ⛄

⏰ 기상 시간　　시　분　🌙 취침 시간　　시　분

👕 상의 색상　　　　👖 하의 색상

건강한 하루

복용 약　아침　　　알　점심　　　알　저녁　　　알

식전 혈당　　　　식후 혈당　　　　혈압

일정 점검

오늘의
중요한일

오전

오후

오늘의 가사　읽으면서 따라 적어보세요.

울긋불긋 꽃 대궐 차린 동네

울긋불긋 꽃 대궐 차린 동네

인지 활동

아침에 문제를 풀고 답을 기억한 뒤 저녁에 다시 생각을 떠올려보세요.

오늘의 **숫자**

♧ 오늘 날짜 더하기를 해보세요.   숫자

	+		=	

오늘의 **도형**

♧ 오늘 도형을 한가지 선택해보세요.   도형

♧ 정답 칸에 따라 그려보세요.

오늘의 **단어**

♧ 봄을 알리는 분홍색 꽃입니다.   단어

  이 꽃으로 화전을 만들어 먹기도 합니다.

① 개나리   ② 벚꽃

③ 진달래   ④ 매화꽃

회상 활동

♣ 따라 적어보세요.

선풍기 에어컨

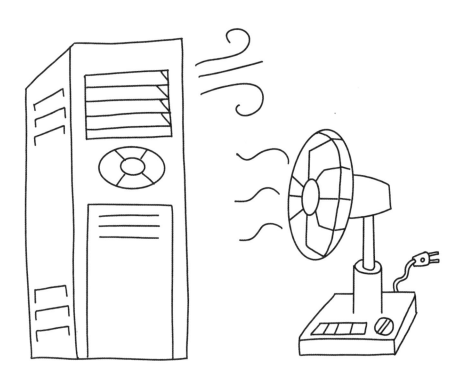

1. 이 물건은 어떨 때 쓰나요?
2. 보기 중 과거부터 현재까지 나온 순서대로 번호를 써보세요.

① 선풍기 ② 부채 ③ 에어컨

— —

연락 주고 받기　　기억에 남는 전화나 문자 통화 적어보세요.

누구

내용

먹은 음식　　가장 맛있게 먹은 음식을 적어보세요.

텔레비전 및 뉴스　　인상 깊은 프로그램이나 뉴스 내용을 적어보세요.

프로그램명 제목

기억에 남는 내용

감사한 일　　감사한 일 고마운 일 적어보세요.

기억하기　　오전에 문제의 답을 기억을 떠올리며 적어보세요.

숫자

도형　　　　□　　　○　　　△

단어

회상 주제

가사　　울긋

하루 시작

년   월   일   요일

날씨

⏰ 기상 시간   시   분   🌙 취침 시간   시   분

👕 상의 색상   🩳 하의 색상

건강한 하루

복용 약 아침   알 점심   알 저녁   알

식전 혈당   식후 혈당   혈압

일정 점검

오늘의
중요한일

오전

오후

오늘의 가사   읽으면서 따라 적어보세요.

그 속에서 놀던 때가 그립습니다

그 속에서 놀던 때가 그립습니다

인지 활동

아침에 문제를 풀고 답을 기억한 뒤 저녁에 다시 생각을 떠올려보세요.

오늘의 **숫자**

♣ 오늘 날짜 더하기를 해보세요.

숫자

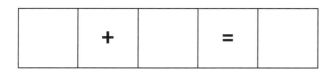

오늘의 **도형**

♣ 오늘 도형을 한가지 선택해보세요.

도형

♣ 정답 칸에 따라 그려보세요.

오늘의 **단어**

♣ 개구리가 겨울잠에서 깨는 날입니다.
  날짜는 양력 3월 5일 또는 6일입니다.

단어

① 우수   ② 경칩
③ 입춘   ④ 곡우

회상 활동

♧ 따라 적어보세요.

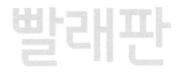

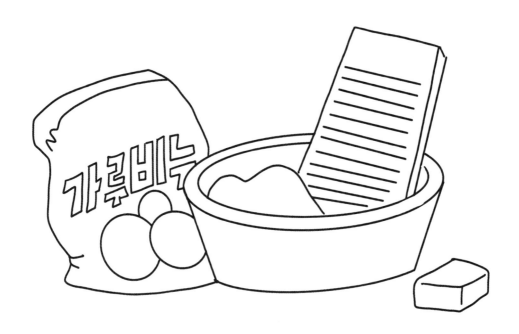

1. 겨울철 빨래에 대한 추억이 있나요?

2. 이 물건을 대신할 수 있는 현재의 물건은 무엇인가요?

연락 주고 받기 기억에 남는 전화나 문자 통화 적어보세요.

누구

내용

먹은 음식 가장 맛있게 먹은 음식을 적어보세요.

텔레비전 및 뉴스 인상 깊은 프로그램이나 뉴스 내용을 적어보세요.

프로그램명 제목

기억에 남는 내용

감사한 일 감사한 일 고마운 일 적어보세요.

기억하기 오전에 문제의 답을 기억을 떠올리며 적어보세요.

숫자

도형 □   ○   △

단어

회상 주제

가사   그 속에서

하루 시작

년	월	일	요일

날씨 ☀ ⛅ ☁ 🌧 ☂ ⛄

⏰ 기상 시간   시   분   🌙 취침 시간   시   분

👕 상의 색상   🩳 하의 색상

건강한 하루

복용 약 아침   알 점심   알 저녁   알

식전 혈당   식후 혈당   혈압

일정 점검

오늘의
중요한일

오전

오후

오늘의 가사   읽으면서 따라 적어보세요.

꽃 동네 새 동네 나의 옛 고향

꽃 동네 새 동네 나의 옛 고향

인지 활동

아침에 문제를 풀고 답을 기억한 뒤 저녁에 다시 생각을 떠올려보세요.

오늘의 **숫자**

♧ 오늘 날짜 더하기를 해보세요.

숫자

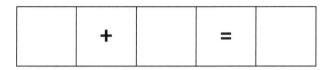

오늘의 **도형**

♧ 오늘 도형을 한가지 선택해보세요.

도형

♧ 정답 칸에 따라 그려보세요.

오늘의 **단어**

♧ 날짜는 음력 1월 15일입니다.
부스럼을 예방하고 이를 튼튼하게 한다는 뜻으로
견과류(날밤·호두·은행·잣 등)를 먹습니다.

단어

① 우수　　　② 경칩
③ 정월대보름　④ 곡우

회상 활동

♧ 따라 적어보세요.

세탁기

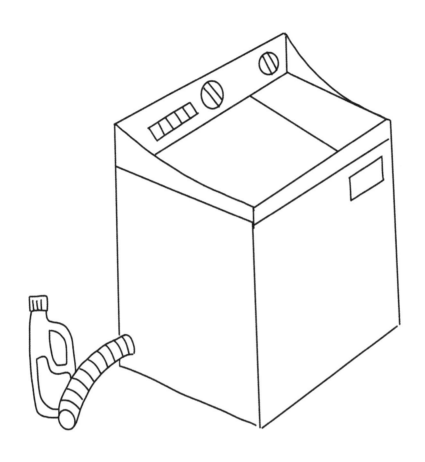

1. 이 물건은 어떤 상황에서 쓰나요?

2. 현재 이 물건은 주로 누가 사용하나요?

하루 마무리

연락 주고 받기　　기억에 남는 전화나 문자 통화 적어보세요.

누구

내용

먹은 음식　　가장 맛있게 먹은 음식을 적어보세요.

텔레비전 및 뉴스　　인상 깊은 프로그램이나 뉴스 내용을 적어보세요.

프로그램명 제목

기억에 남는 내용

감사한 일　　감사한 일 고마운 일 적어보세요.

기억하기　　오전에 문제의 답을 기억을 떠올리며 적어보세요.

숫자

도형　　　　□　　　　○　　　　△

단어

회상 주제

가사　　　꽃

하루 시작

<table>
<tr><td></td><td>년</td><td>월</td><td>일</td><td>요일</td></tr>
</table>

날씨 ☀ ⛅ ☁ 🌧 ☔ ⛄

⏰ 기상 시간　　　시　분　🌙 취침 시간　　　시　분

👕 상의 색상　　　　　　　👖 하의 색상

건강한 하루

복용 약　아침　　　　알　점심　　　　알　저녁　　　　알

식전 혈당　　　　　식후 혈당　　　　　혈압

일정 점검

오늘의
중요한일

　　　오전

　　　오후

오늘의 가사　읽으면서 따라 적어보세요.

파란 들 남쪽에서 바람이 불면

파란 들 남쪽에서 바람이 불면

인지 활동

아침에 문제를 풀고 답을 기억한 뒤 저녁에 다시 생각을 떠올려보세요.

오늘의 **숫자**

♧ 오늘 날짜 더하기를 해보세요.

숫자

	+		=	

오늘의 **도형**

♧ 오늘 도형을 한가지 선택해보세요.

도형

♧ 정답 칸에 따라 그려보세요.

오늘의 **단어**

♧ 이 계절은 낮이 길고 밤이 짧습니다.
　봄, 여름, 가을, 겨울 중 가장 더운 계절입니다.

단어

① 봄　　② 여름
③ 가을　④ 겨울

회상 활동

♧ 따라 적어보세요.

아궁이 곤로

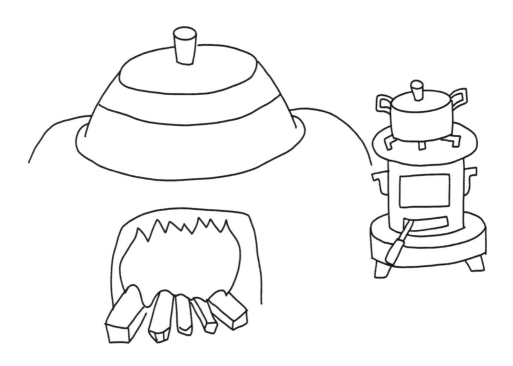

1. 곤로와 아궁이는 무엇에 쓰는 물건입니까?

2. 곤로와 아궁이의 공통점과 차이점은 무엇입니까?

하루 마무리

연락 주고 받기
기억에 남는 전화나 문자 통화 적어보세요.

누구

내용

먹은 음식
가장 맛있게 먹은 음식을 적어보세요.

텔레비전 및 뉴스
인상 깊은 프로그램이나 뉴스 내용을 적어보세요.

프로그램명 제목

기억에 남는 내용

감사한 일
감사한 일 고마운 일 적어보세요.

기억하기
오전에 문제의 답을 기억을 떠올리며 적어보세요.

숫자

도형   □   ○   △

단어

회상 주제

가사   파란

하루 시작

	년	월	일	요일

날씨 ☀ ☁ ☁ ☔ ☂ ⛄

⏰ 기상 시간　　시　분　　🌙 취침 시간　　시　분

👕 상의 색상　　　　　　👖 하의 색상

건강한 하루

복용 약 아침　　　알 점심　　　알 저녁　　　알

식전 혈당　　　　　식후 혈당　　　　　혈압

일정 점검

오늘의
중요한일

　오전

　오후

오늘의 가사　　읽으면서 따라 적어보세요.

냇가에 수양버들 춤추는 동네

냇가에 수양버들 춤추는 동네

아침에 문제를 풀고 답을 기억한 뒤 저녁에 다시 생각을 떠올려보세요.

오늘의 **숫자**

♣ 오늘 날짜 더하기를 해보세요.

숫자

	+		=	

오늘의 **도형**

♣ 오늘 도형을 한가지 선택해보세요.

도형

♣ 정답 칸에 따라 그려보세요.

오늘의 **단어**

♣ 여름에 주로 일어나는 자연재해 중 하나입니다.
비가 많이 와서 강이나 개천의 물이 갑자기 크게
불어나는 것을 말합니다.

단어

① 가뭄　　② 태풍
③ 홍수　　④ 천둥

회상 활동

♣ 따라 적어보세요.

가스레인지

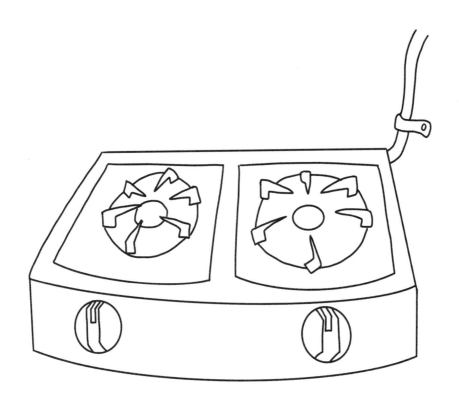

1. 가스레인지를 언제 처음 사용해 보았나요?

2. 가스레인지는 현재 어디에 위치하고 있습니까?

① 화장실 ② 주방 ③ 거실 ④ 안방

연락 주고 받기 기억에 남는 전화나 문자 통화 적어보세요.

누구

내용

먹은 음식 가장 맛있게 먹은 음식을 적어보세요.

텔레비전 및 뉴스 인상 깊은 프로그램이나 뉴스 내용을 적어보세요.

프로그램명 제목

기억에 남는 내용

감사한 일 감사한 일 고마운 일 적어보세요.

기억하기 오전에 문제의 답을 기억을 떠올리며 적어보세요.

숫자

도형 □ ○ △

단어

회상 주제

가사 냇가

하루 시작

년　　　월　　　일　　　요일

날씨　☀　⛅　☁　🌧　☂　⛄

🕐 기상 시간　　시　분　　🌙 취침 시간　　시　분

👕 상의 색상　　　　　👖 하의 색상

건강한 하루

복용 약　아침　　　　알　점심　　　　알　저녁　　　　알

식전 혈당　　　　식후 혈당　　　　혈압

일정 점검

오늘의
중요한일

　　　오전

　　　오후

오늘의 가사　읽으면서 따라 적어보세요.

그 속에서 놀던 때가 그립습니다

그 속에서 놀던 때가 그립습니다

인지 활동

아침에 문제를 풀고 답을 기억한 뒤 저녁에 다시 생각을 떠올려보세요.

오늘의 숫자

♣ 오늘 날짜 더하기를 해보세요.

숫자

	+		=	

오늘의 도형

♣ 오늘 도형을 한가지 선택해보세요.

도형

♣ 정답 칸에 따라 그려보세요.

오늘의 단어

♣ 벼, 보리, 곡식들이 익어서 거두는 계절입니다.
　나뭇잎에 단풍이 들고 낙엽이 떨어지기 시작합니다.

단어

① 봄　　② 여름
③ 가을　④ 겨울

회상 활동

♧ 따라 적어보세요.

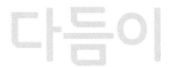

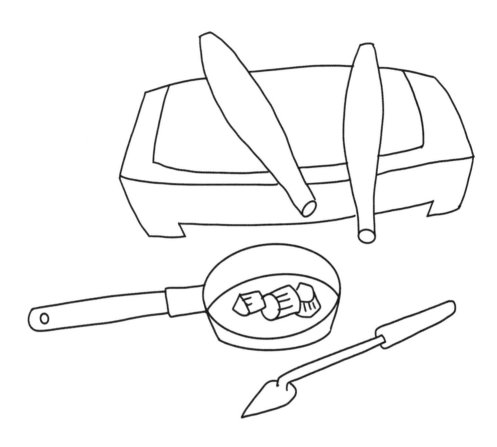

1. 다듬이와 인두는 무엇에 쓰는 물건인가요?

2. 다듬이와 인두를 잘 사용하기 위한 자신만의 비법이 있습니까?

연락 주고 받기　기억에 남는 전화나 문자 통화 적어보세요.

누구

내용

먹은 음식　가장 맛있게 먹은 음식을 적어보세요.

텔레비전 및 뉴스　인상 깊은 프로그램이나 뉴스 내용을 적어보세요.

프로그램명 제목

기억에 남는 내용

감사한 일　감사한 일 고마운 일 적어보세요.

기억하기　오전에 문제의 답을 기억을 떠올리며 적어보세요.

숫자

도형　　□　　○　　△

단어

회상 주제

가사　그 속에서

주간 마무리

지난 7일 동안 읽고 따라 적어본 가사를 떠올리며 적어보세요.

〈고향의 봄〉

나의 살던

울긋불긋

그 속에서

꽃 동네

파란 들

냇가에

그 속에서

	수양버들 춤추는 동네	복숭아 꽃 살구꽃 아기 진달래
꽃 대궐 차린 동네	놀던 때가 그립습니다.
남쪽에서 바람이 불면	새 동네 나의 옛 고향
고향은 꽃피는 산골	

♧ 가사 속 계절은 언제인가요?

① 봄 ② 여름 ③ 가을 ④ 겨울

소중한 일상
2주차

현충일이 있는 달은 언제인가요?

답 수만큼 150쪽에서 색칠하세요.

8일

년 　　　　 월 　**봄 · 여름 · 가을 · 겨울**

♧ 달력에 맞는 그림을 그리거나 잡지를 오려 붙여보세요.

월　화　수　목　금　토　일

요일	일	년 기념일 공휴일	월 오전 중요한일	주 오후 중요한일
월	일			
화	일			
수	일			
목	일			
금	일			
토	일			
일	일			

하루 시작

<table>
<tr><td></td><td>년</td><td>월</td><td>일</td><td>요일</td></tr>
</table>

날씨 ☀ ☁ ☁ 🌧 ☂ ⛄

🕐 기상 시간   시   분   🌙 취침 시간   시   분

👕 상의 색상   👖 하의 색상

건강한 하루

복용 약   아침   알   점심   알   저녁   알

식전 혈당   식후 혈당   혈압

일정 점검

오늘의   오전
중요한일

       오후

오늘의 가사   읽으면서 따라 적어보세요.

시냇물은 졸졸졸졸 고기들은 왔다 갔다

시냇물은 졸졸졸졸 고기들은 왔다 갔다

인지 활동

아침에 문제를 풀고 답을 기억한 뒤 저녁에 다시 생각을 떠올려보세요.

오늘의 **숫자**

♧ 오늘 날짜 더하기를 해보세요.

숫자

	+		=	

오늘의 **도형**

♧ 오늘 도형을 한가지 선택해보세요.

도형

♧ 정답 칸에 따라 그려보세요.

오늘의 **단어**

♧ 이 과일은 흰색 꽃이 지면서 흰색 열매가 열리고,
열매가 붉은색으로 익으면 먹습니다.
빨간색 열매 겉부분에 작은 검은색 씨앗이 박혀
있습니다.

단어

① 토마토　　② 사과
③ 딸기　　　④ 석류

회상 활동

♧ 따라 적어보세요.

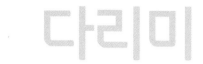

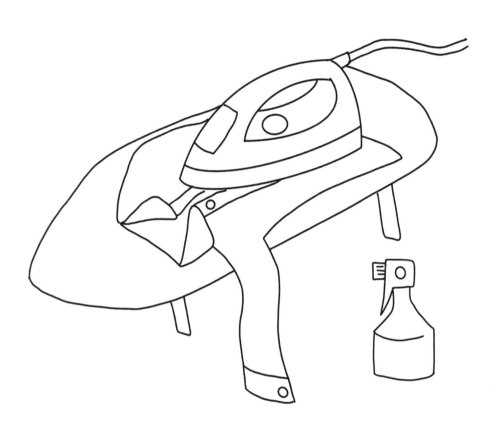

1. 다리미를 언제 처음 사용해 보았나요?

2. 현재 이 물건은 주로 누가 사용하나요?

하루 마무리

연락 주고 받기　　기억에 남는 전화나 문자 통화 적어보세요.

누구

내용

먹은 음식　　가장 맛있게 먹은 음식을 적어보세요.

텔레비전 및 뉴스　　인상 깊은 프로그램이나 뉴스 내용을 적어보세요.

프로그램명 제목

기억에 남는 내용

감사한 일　　감사한 일 고마운 일 적어보세요.

기억하기　　오전에 문제의 답을 기억을 떠올리며 적어보세요.

숫자

도형　　　□　　　○　　　△

단어

회상 주제

가사　　시냇물은

하루 시작

년   월   일   요일

날씨 ☀ ⛅ ☁ 🌧 ☂ ⛄

⏰ 기상 시간   시   분   🌙 취침 시간   시   분

👕 상의 색상   하의 색상

건강한 하루

복용 약 아침   알 점심   알 저녁   알

식전 혈당   식후 혈당   혈압

일정 점검

오늘의
중요한일

오전

오후

오늘의 가사   읽으면서 따라 적어보세요.

버들 가지 한들한들

버들 가지 한들한들

인지 활동

아침에 문제를 풀고 답을 기억한 뒤 저녁에 다시 생각을 떠올려보세요.

오늘의 **숫자**

♣ 오늘 날짜 더하기를 해보세요.

숫자

	+		=	

오늘의 **도형**

♣ 오늘 도형을 한가지 선택해보세요.

도형

♣ 정답 칸에 따라 그려보세요.

오늘의 **단어**

♣ 나무에 달려 있거나 땅을 파서 새순을 먹는 산나물 입니다.

단어

주로 데쳐서 무쳐 먹거나 초고추장에 찍어 먹습니다.

① 두릅   ② 냉이
③ 달래   ④ 쑥

회상 활동

♧ 따라 적어보세요.

가마솥

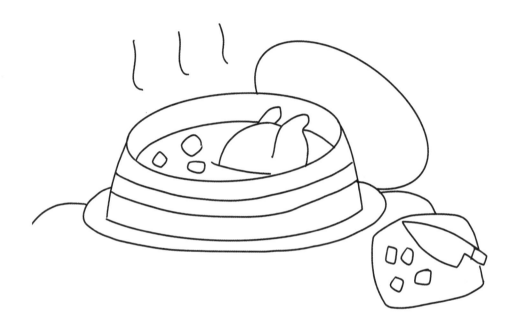

1. 가마솥을 이용해 요리한 음식 중 기억에 남는 것이 있습니까?

2. 가마솥에 장작을 잘 피우는 자신만의 비법이 있습니까?

하루 마무리

연락 주고 받기   기억에 남는 전화나 문자 통화 적어보세요.

누구

내용

먹은 음식   가장 맛있게 먹은 음식을 적어보세요.

텔레비전 및 뉴스   인상 깊은 프로그램이나 뉴스 내용을 적어보세요.

프로그램명 제목

기억에 남는 내용

감사한 일   감사한 일 고마운 일 적어보세요.

기억하기   오전에 문제의 답을 기억을 떠올리며 적어보세요.

숫자

도형   □   ○   △

단어

회상 주제

가사   버들

하루 시작

<table>
<tr><td></td><td>년</td><td>월</td><td>일</td><td>요일</td></tr>
</table>

날씨 ☀ ⛅ ☁ 🌧 ☂ ⛄

🕐 기상 시간　　시　분　　🌙 취침 시간　　시　분

👕 상의 색상　　　　　👖 하의 색상

건강한 하루

복용 약 아침　　　　알 점심　　　　알 저녁　　　　알

식전 혈당　　　　　식후 혈당　　　　혈압

일정 점검

오늘의
중요한일

　　　　오전

　　　　오후

오늘의 가사　　읽으면서 따라 적어보세요.

꾀꼬리는 꾀꼴꾀꼴

꾀꼬리는 꾀꼴꾀꼴

인지 활동

아침에 문제를 풀고 답을 기억한 뒤 저녁에 다시 생각을 떠올려보세요.

오늘의 **숫자**

♣ 오늘 날짜 더하기를 해보세요.

숫자

	+		=	

오늘의 **도형**

♣ 오늘 도형을 한가지 선택해보세요.

도형

♣ 정답 칸에 따라 그려보세요.

오늘의 **단어**

♣ 매화꽃이 지고 나면 열리는 녹색 열매입니다.
주로 설탕에 재어 농축액을 물에 타서 먹거나
술을 만들어 먹습니다.

단어

① 산수유　　② 포도
③ 배　　　　④ 매실

회상 활동

♣ 따라 적어보세요.

전기밥솥

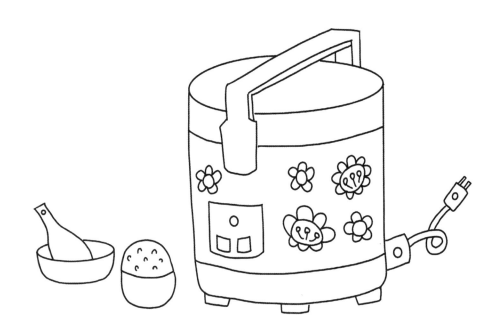

1. 전기밥솥을 언제 처음 사용해 보았나요?

2. 현재 이 물건은 주로 누가 사용하나요?

연락 주고 받기   기억에 남는 전화나 문자 통화 적어보세요.

누구

내용

먹은 음식   가장 맛있게 먹은 음식을 적어보세요.

텔레비전 및 뉴스   인상 깊은 프로그램이나 뉴스 내용을 적어보세요.

프로그램명 제목

기억에 남는 내용

감사한 일   감사한 일 고마운 일 적어보세요.

기억하기   오전에 문제의 답을 기억을 떠올리며 적어보세요.

숫자

도형   □   ○   △

단어

회상 주제

가사   꾀꼬리는

하루 시작

	년	월	일	요일

날씨 ☀ ⛅ ☁ 🌧 ☔ ⛄

⏰ 기상 시간　　　　시　　분　　🌙 취침 시간　　　시　　　분

👕 상의 색상　　　　　　　　　👖 하의 색상

건강한 하루

복용 약　아침　　　　　알　점심　　　　　알　저녁　　　　　알

식전 혈당　　　　　　식후 혈당　　　　　　혈압

일정 점검

오늘의
중요한일
　　　　오전

　　　　오후

오늘의 가사　　읽으면서 따라 적어보세요.

황금 옷을 곱게 입고 여름 아씨 마중 왔다

황금 옷을 곱게 입고 여름 아씨 마중 왔다

인지 활동

아침에 문제를 풀고 답을 기억한 뒤 저녁에 다시 생각을 떠올려보세요.

오늘의 **숫자**

♣ 오늘 날짜 더하기를 해보세요.　　　　　　　　　　숫자

	+		=	

오늘의 **도형**

♣ 오늘 도형을 한가지 선택해보세요.　　　　　　　도형

♣ 정답 칸에 따라 그려보세요.

오늘의 **단어**

♣ 이른 봄 땅속줄기의 마디에서 싹을 뜯어 먹습니다.　　단어
　향이 있으며 주로 떡이나 국을 만들어 먹습니다.

① 두릅　　　② 냉이
③ 달래　　　④ 쑥

회상 활동

♣ 따라 적어보세요.

주판

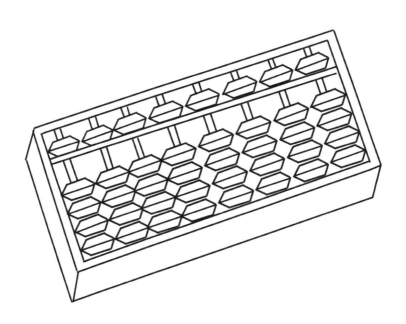

1. 주판은 무엇에 쓰는 물건인가요?

2. 주판을 직접 사용해본 적이 있나요?
   또는 다른 사람이 사용하는 것을 보았나요?

연락 주고 받기　기억에 남는 전화나 문자 통화 적어보세요.

누구

내용

먹은 음식　가장 맛있게 먹은 음식을 적어보세요.

텔레비전 및 뉴스　인상 깊은 프로그램이나 뉴스 내용을 적어보세요.

프로그램명 제목

기억에 남는 내용

감사한 일　감사한 일 고마운 일 적어보세요.

기억하기　오전에 문제의 답을 기억을 떠올리며 적어보세요.

숫자

도형　□　○　△

단어

회상 주제

가사　황금

하루 시작

	년	월	일	요일

날씨 ☀ ⛅ ☁ 🌧 ☂ ⛄

⏰ 기상 시간 　 시 　 분 🌙 취침 시간 　 시 　 분

👕 상의 색상 　　　　 🩳 하의 색상

건강한 하루

복용 약 아침 　　 알 점심 　　 알 저녁 　　 알

식전 혈당 　　　 식후 혈당 　　　 혈압

일정 점검

오늘의
중요한일

　　　 오전

　　　 오후

오늘의 가사　 읽으면서 따라 적어보세요.

노랑치마 단장하고

노랑치마 단장하고

인지 활동

아침에 문제를 풀고 답을 기억한 뒤 저녁에 다시 생각을 떠올려보세요.

오늘의 숫자

♣ 오늘 날짜 더하기를 해보세요.

숫자

	+		=	

오늘의 도형

♣ 오늘 도형을 한가지 선택해보세요.

도형

♣ 정답 칸에 따라 그려보세요.

오늘의 단어

♣ 여름에 주로 먹는 과일입니다.
겉에는 녹색에 검은 줄무늬가 있으며
안에는 빨강색에 검정색 씨앗이 있습니다.

단어

① 사과   ② 참외
③ 딸기   ④ 수박

회상 활동

♣ 따라 적어보세요.

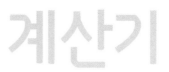

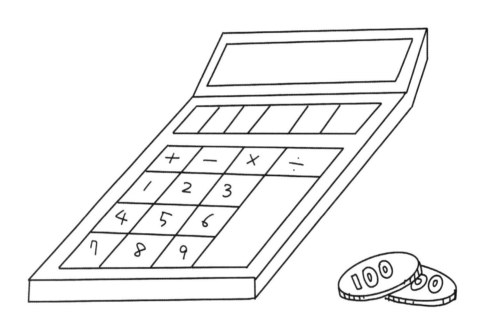

1. 최근에 계산기 쓰는 것을 보았다면, 어디서 누가 사용했나요?

2. 계산기를 직접 써본 적이 있나요?
   또는 다른 사람이 사용하는 것을 보았나요?

연락 주고 받기   기억에 남는 전화나 문자 통화 적어보세요.

누구

내용

먹은 음식   가장 맛있게 먹은 음식을 적어보세요.

텔레비전 및 뉴스   인상 깊은 프로그램이나 뉴스 내용을 적어보세요.

프로그램명 제목

기억에 남는 내용

감사한 일   감사한 일 고마운 일 적어보세요.

기억하기   오전에 문제의 답을 기억을 떠올리며 적어보세요.

숫자

도형   □   ○   △

단어

회상 주제

가사   노랑치마

하루 시작

	년	월	일	요일

날씨

⏰ 기상 시간　　　시　　분　　🌙 취침 시간　　　시　　분

👕 상의 색상　　　　　　　　👖 하의 색상

건강한 하루

복용 약 아침　　　알 점심　　　알 저녁　　　알

식전 혈당　　　　식후 혈당　　　　혈압

일정 점검

오늘의
중요한일

오전

오후

오늘의 가사　읽으면서 따라 적어보세요.

시냇가에 빨래 왔나

시냇가에 빨래 왔나

인지 활동

아침에 문제를 풀고 답을 기억한 뒤 저녁에 다시 생각을 떠올려보세요.

오늘의 **숫자**

♣ 오늘 날짜 더하기를 해보세요.

숫자

	+		=	

오늘의 **도형**

♣ 오늘 도형을 한가지 선택해보세요.

도형

♣ 정답 칸에 따라 그려보세요.

오늘의 **단어**

♣ 밭에서 자라며 여름에 노란색 알갱이가 모여 열리는   단어
열매로 강냉이라고도 합니다.
주로 쪄서 먹거나 술, 떡 등을 만들어 먹기도 합니다.

① 옥수수   ② 참외
③ 수수   ④ 보리

회상 활동

♣ 따라 적어보세요.

맷돌

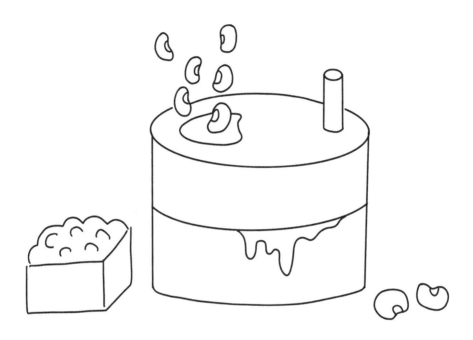

1. 맷돌과 믹서기의 공통점과 차이점은 무엇입니까?

2. 맷돌로 만든 음식 중 가장 맛있게 먹은 것은 무엇인가요?

하루 마무리

연락 주고 받기   기억에 남는 전화나 문자 통화 적어보세요.

누구

내용

먹은 음식   가장 맛있게 먹은 음식을 적어보세요.

텔레비전 및 뉴스   인상 깊은 프로그램이나 뉴스 내용을 적어보세요.

프로그램명 제목

기억에 남는 내용

감사한 일   감사한 일 고마운 일 적어보세요.

기억하기   오전에 문제의 답을 기억을 떠올리며 적어보세요.

숫자

도형   □   ○   △

단어

회상 주제

가사   시냇가에

하루 시작

년 　　　 월 　　　 일 　　　 요일

날씨 ☀ ⛅ ☁ 🌧 ☂ ⛄

🕐 기상 시간 　 시 　 분 　🌙 취침 시간 　 시 　 분

👕 상의 색상 　　　　　 🩳 하의 색상

건강한 하루

복용 약 아침 　　 알 점심 　　 알 저녁 　　 알

식전 혈당 　　　 식후 혈당 　　　 혈압

일정 점검

오늘의
중요한일

　오전

　오후

오늘의 가사 　읽으면서 따라 적어보세요.

꾀꼬리는 꾀꼴꾀꼴

꾀꼬리는 꾀꼴꾀꼴

인지 활동

아침에 문제를 풀고 답을 기억한 뒤 저녁에 다시 생각을 떠올려보세요.

오늘의 **숫자**

♧ 오늘 날짜 더하기를 해보세요.　　　　　　　　　　숫자

	+		=	

오늘의 **도형**

♧ 오늘 도형을 한가지 선택해보세요.　　　　　　　도형

♧ 정답 칸에 따라 그려보세요.

오늘의 **단어**

♧ 가을에 주로 먹는 과일입니다.　　　　　　　　　단어
　익으면 홍시가 되고 말리면 곶감이 됩니다.

① 배　　　　② 감
③ 고구마　　④ 사과

회상 활동

♧ 따라 적어보세요.

믹서기

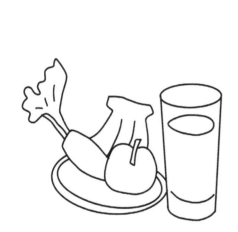
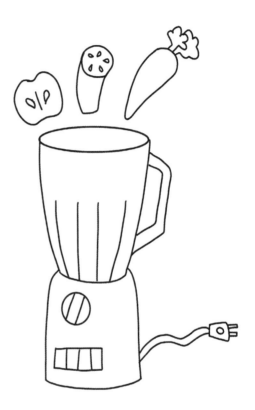

1. 믹서기를 쓰는 것을 보았다면, 어디서 누가 사용했나요?

2. 사과 당근 주스 만들기를 순서대로 나열해보세요.

　① 사과, 당근을 깨끗이 씻는다.
　② 믹서기에 넣고 뚜껑을 닫고 버튼을 누른다.
　③ 사과와 당근을 적당한 크기로 자른다.
　④ 버튼을 끄고 컵에 따른다.

연락 주고 받기　기억에 남는 전화나 문자 통화 적어보세요.

누구

내용

먹은 음식　가장 맛있게 먹은 음식을 적어보세요.

텔레비전 및 뉴스　인상 깊은 프로그램이나 뉴스 내용을 적어보세요.

프로그램명 제목

기억에 남는 내용

감사한 일　감사한 일 고마운 일 적어보세요.

기억하기　오전에 문제의 답을 기억을 떠올리며 적어보세요.

숫자

도형　　□　　○　　△

단어

회상 주제

가사　꾀꼬리는

주간 마무리

지난 7일 동안 읽고 따라 적어본 가사를 떠올리며 적어보세요.

〈여름냇가〉

시냇물은   고기들은 왔다 갔다

　　　한들한들

　　　꾀꼴꾀꼴

황금   입고 여름 아씨 마중 왔다

노랑치마

시냇가에

꾀꼬리는

옷을 곱게	꾀꼬리	
버들가지	빨래 왔나	
꾀꼴꾀꼴	단장하고	
졸졸졸졸		

♧ 가사 속 계절은 언제인가요?

① 봄 ② 여름 ③ 가을 ④ 겨울

소중한 일상
3주차

식목일이 있는 달은 언제인가요?

답 수만큼 150쪽에서 색칠하세요.

15일

년   월   봄 · 여름 · 가을 · 겨울

♣ 달력에 맞는 그림을 그리거나 잡지를 오려 붙여보세요.

월   화   수   목   금   토   일

요일	일	기념일 공휴일	오전 중요한일	오후 중요한일
		년	월	주
월	일			
화	일			
수	일			
목	일			
금	일			
토	일			
일	일			

하루 시작

	년	월	일	요일

날씨 ☀️ ⛅ ☁️ 🌧️ ☔ ⛄

⏰ 기상 시간   시   분   🌙 취침 시간   시   분

👕 상의 색상   👖 하의 색상

건강한 하루

복용 약   아침   알 점심   알 저녁   알

식전 혈당   식후 혈당   혈압

일정 점검

오늘의
중요한일   오전

           오후

오늘의 가사   읽으면서 따라 적어보세요.

노랗게 노랗게 물들었네

노랗게 노랗게 물들었네

인지 활동

아침에 문제를 풀고 답을 기억한 뒤 저녁에 다시 생각을 떠올려보세요.

오늘의 **숫자**

♧ 오늘 날짜 더하기를 해보세요.

숫자

	+		=	

오늘의 **도형**

♧ 오늘 도형을 한가지 선택해보세요.

도형

♧ 정답 칸에 따라 그려보세요.

오늘의 **단어**

♧ 종이, 옷감을 자르는 데 쓰는 도구입니다.
구멍에 손가락을 넣어서 벌렸다 오므렸다 하며
자릅니다.

단어

① 칼　　　② 풀
③ 가위　　④ 작두

회상 활동

♣ 따라 적어보세요.

월급봉투 현금

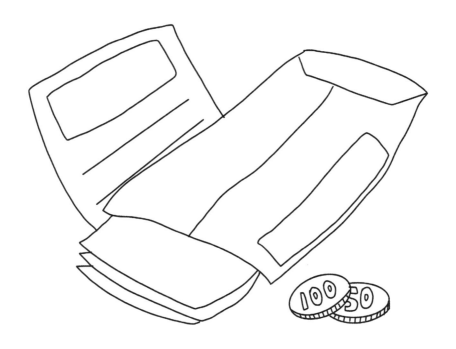

1. 월급봉투를 언제 처음 받아보셨나요?

2. 첫 월급을 받은 날 기분이 어땠나요?
   자녀가 첫 월급을 받아온 날 기분은 어땠나요?

하루 마무리

연락 주고 받기 기억에 남는 전화나 문자 통화 적어보세요.

누구

내용

먹은 음식 가장 맛있게 먹은 음식을 적어보세요.

텔레비전 및 뉴스 인상 깊은 프로그램이나 뉴스 내용을 적어보세요.

프로그램명 제목

기억에 남는 내용

감사한 일 감사한 일 고마운 일 적어보세요.

기억하기 오전에 문제의 답을 기억을 떠올리며 적어보세요.

숫자

도형   □   ○   △

단어

회상 주제

가사   노랗게

하루 시작

	년	월	일	요일

날씨 ☀ ⛅ ☁ 🌧 ☔ ⛄

⏰ 기상 시간   시   분   🌙 취침 시간   시   분

👕 상의 색상   〽 하의 색상

건강한 하루

복용 약 아침   알 점심   알 저녁   알

식전 혈당   식후 혈당   혈압

일정 점검

오늘의
중요한일
　　　　　오전

　　　　　오후

오늘의 가사   읽으면서 따라 적어보세요.

빨갛게 빨갛게 물들었네

빨갛게 빨갛게 물들었네

인지 활동

아침에 문제를 풀고 답을 기억한 뒤 저녁에 다시 생각을 떠올려보세요.

오늘의 **숫자**

♣ 오늘 날짜 더하기를 해보세요.

숫자

	+		=	

오늘의 **도형**

♣ 오늘 도형을 한가지 선택해보세요.

도형

♣ 정답 칸에 따라 그려보세요.

오늘의 **단어**

♣ 비나 햇볕을 피하기 위해 사용됩니다.
   손으로 펴서 들고 머리 위를 가리는 물건입니다.

단어

① 안경   ② 모자
③ 선글라스   ④ 우산

회상 활동

♣ 따라 적어보세요.

통장 카드

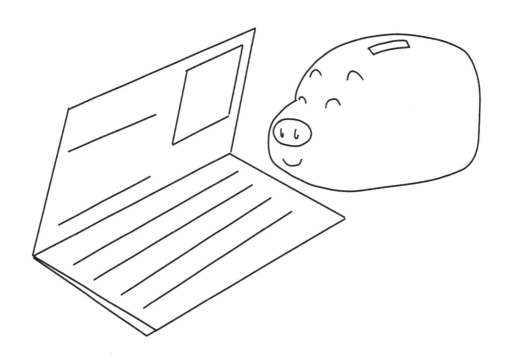

1. 언제 처음 은행에서 통장을 만드셨나요?

2. 자신이 거래하는 은행 이름은 무엇인가요?

하루 마무리

연락 주고 받기　기억에 남는 전화나 문자 통화 적어보세요.

누구

내용

먹은 음식　가장 맛있게 먹은 음식을 적어보세요.

텔레비전 및 뉴스　인상 깊은 프로그램이나 뉴스 내용을 적어보세요.

프로그램명 제목

기억에 남는 내용

감사한 일　감사한 일 고마운 일 적어보세요.

기억하기　오전에 문제의 답을 기억을 떠올리며 적어보세요.

숫자

도형　　□　　○　　△

단어

회상 주제

가사　　빨갛게

하루 시작

년　　　　월　　　　일　　　　요일

날씨　☼　☁　☁　☔　☂　☃

⏰ 기상 시간　　　시　　분　　🌙 취침 시간　　　시　　분

👕 상의 색상　　　　　　　👖 하의 색상

건강한 하루

복용 약　아침　　　　　알　점심　　　　　알　저녁　　　　　알

식전 혈당　　　　　　식후 혈당　　　　　　혈압

일정 점검

오늘의
중요한일

　　　오전

　　　오후

오늘의 가사　읽으면서 따라 적어보세요.

파랗게 파랗게 높은 하늘 가을 길은 고운 길

파랗게 파랗게 높은 하늘 가을 길은 고운 길

인지 활동

아침에 문제를 풀고 답을 기억한 뒤 저녁에 다시 생각을 떠올려보세요.

오늘의 **숫자**

♣ 오늘 날짜 더하기를 해보세요.

숫자

	+		=	

오늘의 **도형**

♣ 오늘 도형을 한가지 선택해보세요.

도형

♣ 정답 칸에 따라 그려보세요.

오늘의 **단어**

♣ 방송국에서 보낸 전파를 수신하여 음악, 뉴스 등이 소리로 나오는 기계입니다.

단어

방송을 듣는 사람을 청취자라고 표현합니다.

① 텔레비전　　② 라디오
③ 오디오　　　④ 스마트폰

회상 활동

♧ 따라 적어보세요.

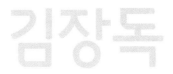

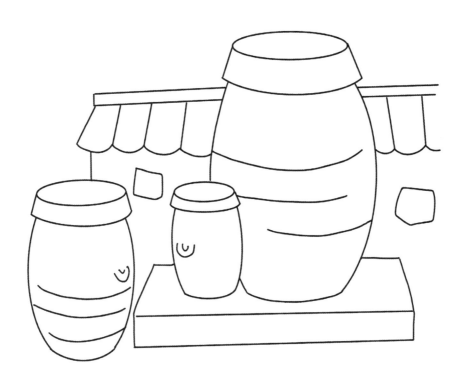

1. 김장독을 묻는 방법 중 주의해야 할 점이 있나요?

2. 좋아하는 김치의 종류는 무엇입니까?

하루 마무리

연락 주고 받기 기억에 남는 전화나 문자 통화 적어보세요.

누구

내용

먹은 음식 가장 맛있게 먹은 음식을 적어보세요.

텔레비전 및 뉴스 인상 깊은 프로그램이나 뉴스 내용을 적어보세요.

프로그램명 제목

기억에 남는 내용

감사한 일 감사한 일 고마운 일 적어보세요.

기억하기 오전에 문제의 답을 기억을 떠올리며 적어보세요.

숫자

도형   □   ○   △

단어

회상 주제

가사   파랗게

하루 시작

년   월   일   요일

날씨

⏰ 기상 시간   시   분   🌙 취침 시간   시   분

👕 상의 색상   👖 하의 색상

건강한 하루

복용 약 아침   알 점심   알 저녁   알

식전 혈당   식후 혈당   혈압

일정 점검

오늘의
중요한일

오전

오후

오늘의 가사   읽으면서 따라 적어보세요.

트랄 랄랄라 트랄 랄랄라

트랄 랄랄라 트랄 랄랄라

인지 활동

아침에 문제를 풀고 답을 기억한 뒤 저녁에 다시 생각을 떠올려보세요.

오늘의 **숫자**

♣ 오늘 날짜 더하기를 해보세요.

숫자

	+		=	

오늘의 **도형**

♣ 오늘 도형을 한가지 선택해보세요.

도형

♣ 정답 칸에 따라 그려보세요.

오늘의 **단어**

♣ 옷의 본래 모양이 흐트러지지 않도록 하는
도구입니다.
옷을 걸어 두도록 만든 물건입니다.

단어

① 장롱   ② 옷걸이
③ 세탁기   ④ 탁자

회상 활동

♧ 따라 적어보세요.

김치냉장고

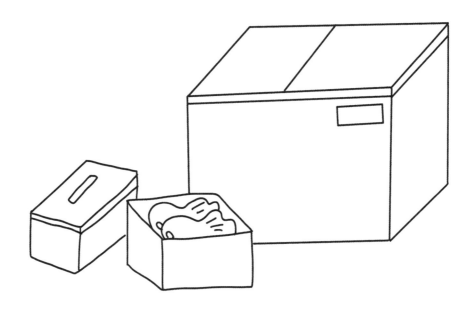

1. 김치냉장고에 어떤 음식이나 재료가 들어가 있으면 좋을 것 같나요?

2. 현재 김치냉장고가 있다면 어떤 음식을 저장하셨습니까?

하루 마무리

연락 주고 받기   기억에 남는 전화나 문자 통화 적어보세요.

누구

내용

먹은 음식   가장 맛있게 먹은 음식을 적어보세요.

텔레비전 및 뉴스   인상 깊은 프로그램이나 뉴스 내용을 적어보세요.

프로그램명 제목

기억에 남는 내용

감사한 일   감사한 일 고마운 일 적어보세요.

기억하기   오전에 문제의 답을 기억을 떠올리며 적어보세요.

숫자

도형   □   ○   △

단어

회상 주제

가사   트랄

하루 시작

	년	월	일	요일

날씨 ☀️ ⛅ ☁️ 🌧️ ☂️ ⛄

⏰ 기상 시간   시   분   🌙 취침 시간   시   분

👕 상의 색상   🩳 하의 색상

건강한 하루

복용 약   아침   알 점심   알 저녁   알

식전 혈당   식후 혈당   혈압

일정 점검

오늘의
중요한일

오전

오후

오늘의 가사   읽으면서 따라 적어보세요.

트랄 랄랄랄라 노래 부르며

트랄 랄랄랄라 노래 부르며

인지 활동

아침에 문제를 풀고 답을 기억한 뒤 저녁에 다시 생각을 떠올려보세요.

오늘의 **숫자**

♧ 오늘 날짜 더하기를 해보세요.

숫자

	+		=	

오늘의 **도형**

♧ 오늘 도형을 한가지 선택해보세요.

도형

♧ 정답 칸에 따라 그려보세요.

오늘의 **단어**

♧ 짐을 얹어 어깨와 등에 메고 나르는 데 사용합니다. 주로 곡물, 나무, 풀 등의 물건을 운반하였습니다.

단어

① 지게   ② 사다리
③ 수레   ④ 트럭

회상 활동

♣ 따라 적어보세요.

경대

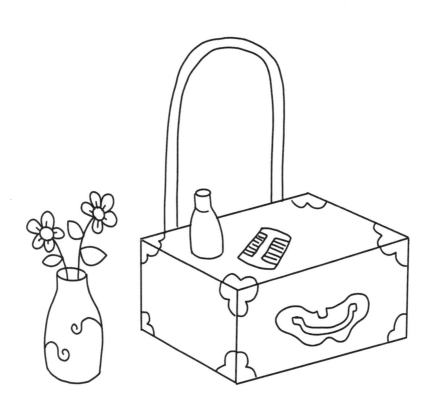

1. 경대의 용도는 무엇입니까?

2. 경대는 주로 누가 사용하나요?

하루 마무리

연락 주고 받기   기억에 남는 전화나 문자 통화 적어보세요.

누구

내용

먹은 음식   가장 맛있게 먹은 음식을 적어보세요.

텔레비전 및 뉴스   인상 깊은 프로그램이나 뉴스 내용을 적어보세요.

프로그램명 제목

기억에 남는 내용

감사한 일   감사한 일 고마운 일 적어보세요.

기억하기   오전에 문제의 답을 기억을 떠올리며 적어보세요.

숫자

도형   □   ○   △

단어

회상 주제

가사   트랄

하루 시작

년　　　　월　　　　일　　　　요일

날씨

⏰ 기상 시간　　　시　　분　　🌙 취침 시간　　　시　　분

👕 상의 색상　　　　　　　🩳 하의 색상

건강한 하루

복용 약　아침　　　　　알　점심　　　　　알　저녁　　　　　알

식전 혈당　　　　　　식후 혈당　　　　　혈압

일정 점검

오늘의
중요한일

오전

오후

오늘의 가사　　읽으면서 따라 적어보세요.

산 넘어 물 건너 가는 길

산 넘어 물 건너 가는 길

아침에 문제를 풀고 답을 기억한 뒤 저녁에 다시 생각을 떠올려보세요.

오늘의 **숫자**

♣ 오늘 날짜 더하기를 해보세요.

숫자

	+		=	

오늘의 **도형**

♣ 오늘 도형을 한가지 선택해보세요.

도형

♣ 정답 칸에 따라 그려보세요.

오늘의 **단어**

♣ 불이 났을 때 불을 끄는 기구입니다.
사람이 손으로 들고 조작할 수 있는 크기입니다.

단어

① 물   ② 소화기
③ 소방차   ④ 모래

회상 활동

♣ 따라 적어보세요.

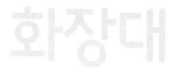

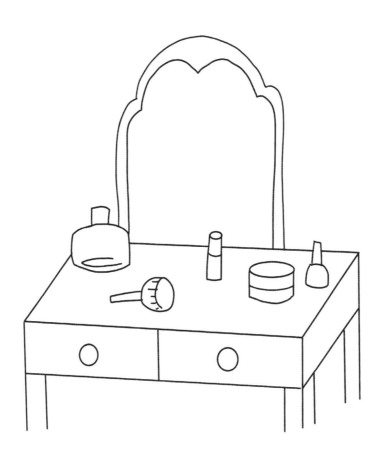

1. 현재 거울 속에 비친 나의 얼굴은 과거와 비교해 어떻게 변했나요?

2. 얼굴에 변화를 주고 싶다면 어떤 곳이 어떻게 변하면 좋을 것 같습니까?

하루 마무리

연락 주고 받기   기억에 남는 전화나 문자 통화 적어보세요.

누구

내용

먹은 음식   가장 맛있게 먹은 음식을 적어보세요.

텔레비전 및 뉴스   인상 깊은 프로그램이나 뉴스 내용을 적어보세요.

프로그램명 제목

기억에 남는 내용

감사한 일   감사한 일 고마운 일 적어보세요.

기억하기   오전에 문제의 답을 기억을 떠올리며 적어보세요.

숫자

도형   □   ○   △

단어

회상 주제

가사   산

하루 시작

<table>
<tr><td></td><td>년</td><td>월</td><td>일</td><td>요일</td></tr>
</table>

날씨 ☀ ⛅ ☁ 🌧 ☂ ⛄

⏰ 기상 시간 　 시 　 분 　🌙 취침 시간 　 시 　 분

👕 상의 색상 　　　　👖 하의 색상

건강한 하루

복용 약 　아침 　　　 알 　점심 　　　 알 　저녁 　　　 알

식전 혈당 　　　　 식후 혈당 　　　　 혈압

일정 점검

오늘의
중요한일

　　　오전

　　　오후

오늘의 가사 　 읽으면서 따라 적어보세요.

가을 길은 비단 길

가을 길은 비단 길

인지 활동

아침에 문제를 풀고 답을 기억한 뒤 저녁에 다시 생각을 떠올려보세요.

오늘의 **숫자**

♧ 오늘 날짜 더하기를 해보세요.   숫자

	+		=	

오늘의 **도형**

♧ 오늘 도형을 한가지 선택해보세요.   도형

♧ 정답 칸에 따라 그려보세요.

오늘의 **단어**

♧ 나무 속에 흑연심을 넣어 만든 글을 쓰는 도구입니다.   단어
　글을 쓰고 지우개로 지울 수도 있습니다.

① 샤프　　② 볼펜
③ 연필　　④ 크레파스

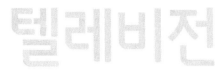

회상 활동

♣ 따라 적어보세요.

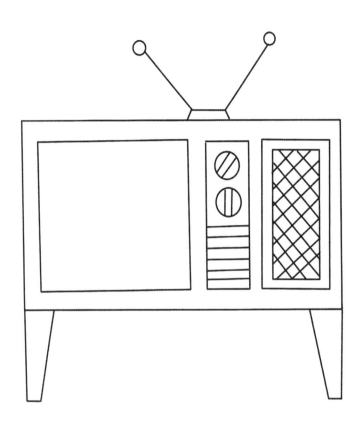

1. 처음 텔레비전을 본 날이 기억나나요? 언제, 누구와 보았나요?

2. 텔레비전을 처음 본 기분은 어땠나요?

연락 주고 받기   기억에 남는 전화나 문자 통화 적어보세요.

누구

내용

먹은 음식   가장 맛있게 먹은 음식을 적어보세요.

텔레비전 및 뉴스   인상 깊은 프로그램이나 뉴스 내용을 적어보세요.

프로그램명 제목

기억에 남는 내용

감사한 일   감사한 일 고마운 일 적어보세요.

기억하기   오전에 문제의 답을 기억을 떠올리며 적어보세요.

숫자

도형   □   ○   △

단어

회상 주제

가사   가을

주간 마무리

지난 7일 동안 읽고 따라 적어본 가사를 떠올리며 적어보세요.

〈가을길〉

노랗게 　　　　　물들었네

　　　물들었네

파랗게 파랗게

트랄 랄랄라

트랄 랄랄랄라

　　넘어　건너 가는 길

가을 길은

☐ 노랗게	산 물	
트랄 랄라라	비단 길	
빨갛게 빨갛게	높은 하늘 가을길은 고운길	
노래 부르면		

♣ 가사 속 계절은 언제인가요?

① 봄 ② 여름 ③ 가을 ④ 겨울

소중한일상
4주차

국군의날이 있는 달에서 현충일이 있는

달 수를 빼서 답 수만큼 150쪽에서

색칠하세요.

국군의날 달(　)-현충일 달(　)=정답(　)

22일

년   월   봄 · 여름 · 가을 · 겨울

♣ 달력에 맞는 그림을 그리거나 잡지를 오려 붙여보세요.

월   화   수   목   금   토   일

요일	일	년 기념일 공휴일	월 오전 중요한일	주 오후 중요한일
월	일			
화	일			
수	일			
목	일			
금	일			
토	일			
일	일			

하루 시작

	년	월	일	요일

날씨 ☀ ⛅ ☁ 🌧 ☂ ⛄

⏰ 기상 시간   시   분   🌙 취침 시간   시   분

👕 상의 색상   🩳 하의 색상

건강한 하루

복용 약 아침   알 점심   알 저녁   알

식전 혈당   식후 혈당   혈압

일정 점검

오늘의
중요한일
              오전

              오후

오늘의 가사   읽으면서 따라 적어보세요.

고드름 고드름 수정 고드름

고드름 고드름 수정 고드름

인지 활동

아침에 문제를 풀고 답을 기억한 뒤 저녁에 다시 생각을 떠올려보세요.

오늘의 **숫자**

♣ 오늘 날짜 더하기를 해보세요.   숫자

	+		=	

오늘의 **도형**

♣ 오늘 도형을 한가지 선택해보세요.   도형

♣ 정답 칸에 따라 그려보세요.

오늘의 **단어**

♣ 옛날 자료, 미술품, 유물 등을 보관하고 사람들이   단어
볼 수 있도록 진열하는 시설입니다.

① 미술관   ② 창고
③ 전시실   ④ 박물관

회상 활동

♧ 따라 적어보세요.

현재 텔레비전

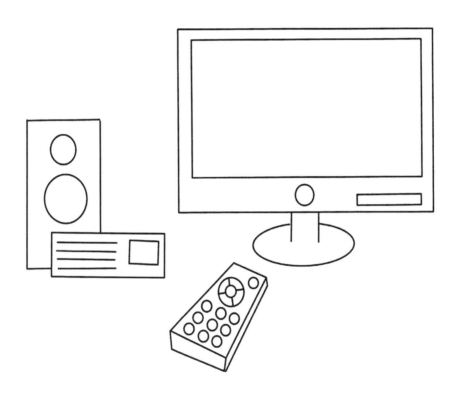

1. 어린 시절 가장 재미있게 본 텔레비전 프로그램은 무엇인가요?

2. 현재 가장 재미있게 보는 텔레비전 프로그램은 무엇인가요?

하루 마무리

연락 주고 받기   기억에 남는 전화나 문자 통화 적어보세요.

누구

내용

먹은 음식   가장 맛있게 먹은 음식을 적어보세요.

텔레비전 및 뉴스   인상 깊은 프로그램이나 뉴스 내용을 적어보세요.

프로그램명 제목

기억에 남는 내용

감사한 일   감사한 일 고마운 일 적어보세요.

기억하기   오전에 문제의 답을 기억을 떠올리며 적어보세요.

숫자

도형   □   ○   △

단어

회상 주제

가사   고드름

하루 시작

	년	월	일	요일

날씨 ☀️ 🌤️ ☁️ 🌧️ ☔ ⛄

🕐 기상 시간　　시　분　🌙 취침 시간　　시　분

👕 상의 색상　　　　　👖 하의 색상

건강한 하루

복용 약　아침　　　알　점심　　　알　저녁　　　알

식전 혈당　　　　식후 혈당　　　　혈압

일정 점검

오늘의
중요한일

　　　　오전

　　　　오후

오늘의 가사　　읽으면서 따라 적어보세요.

고드름 따다가 발을 엮어서

고드름 따다가 발을 엮어서

인지 활동

아침에 문제를 풀고 답을 기억한 뒤 저녁에 다시 생각을 떠올려보세요.

오늘의 **숫자**

♣ 오늘 날짜 더하기를 해보세요.

숫자

	+		=	

오늘의 **도형**

♣ 오늘 도형을 한가지 선택해보세요.

도형

♣ 정답 칸에 따라 그려보세요.

오늘의 **단어**

♣ 그림과 조형물을 전시하는 시설입니다.
   작품을 보기 위해 사람들이 찾아가는 시설입니다.

단어

① 도서관　　② 미술관
③ 박물관　　④ 박람회

회상 활동

♧ 따라 적어보세요.

고무신 짚신

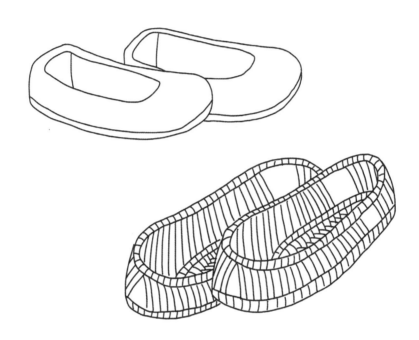

1. 고무신에 대한 추억이 있나요?

2. 보기 중 과거부터 현재까지 나온 순서대로 번호를 써보세요.

① 고무신 ② 구두 ③ 짚신

___ ___

연락 주고 받기　　기억에 남는 전화나 문자 통화 적어보세요.

누구

내용

먹은 음식　　가장 맛있게 먹은 음식을 적어보세요.

텔레비전 및 뉴스　　인상 깊은 프로그램이나 뉴스 내용을 적어보세요.

프로그램명 제목

기억에 남는 내용

감사한 일　　감사한 일 고마운 일 적어보세요.

기억하기　　오전에 문제의 답을 기억을 떠올리며 적어보세요.

숫자

도형　　□　　　○　　　△

단어

회상 주제

가사　　고드름

하루 시작

년　　　월　　　일　　　요일

날씨　☀️　⛅　☁️　🌧️　☂️　⛄

⏰ 기상 시간　　시　분　　🌙 취침 시간　　시　분

👕 상의 색상　　　　　👖 하의 색상

건강한 하루

복용 약　아침　　　알　점심　　　알　저녁　　　알

식전 혈당　　　　식후 혈당　　　　혈압

일정 점검

오늘의
중요한일

　　　오전

　　　오후

오늘의 가사　　읽으면서 따라 적어보세요.

각시방 영창에 달아놓아요

각시방 영창에 달아놓아요

인지 활동

아침에 문제를 풀고 답을 기억한 뒤 저녁에 다시 생각을 떠올려보세요.

오늘의 **숫자**

♣ 오늘 날짜 더하기를 해보세요.

숫자

	+		=	

오늘의 **도형**

♣ 오늘 도형을 한가지 선택해보세요.

도형

♣ 정답 칸에 따라 그려보세요.

오늘의 **단어**

♣ 약사가 약을 조제하거나 파는 곳입니다.
   처방에 의하여 약을 지어줍니다.

단어

① 한의원　　② 병원
③ 슈퍼　　　④ 약국

회상 활동

♣ 따라 적어보세요.

운동화

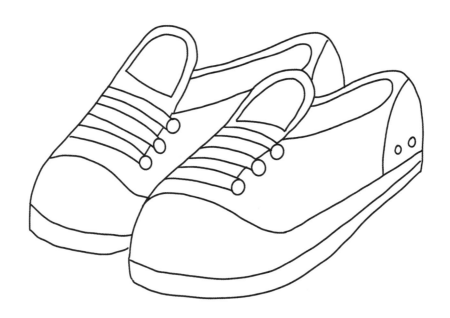

1. 운동화를 언제 처음 신어 보셨나요?

2. 멋있는 운동화가 생겼다면 신고 어디를 가고 싶습니까?

하루 마무리

연락 주고 받기 기억에 남는 전화나 문자 통화 적어보세요.

누구

내용

먹은 음식 가장 맛있게 먹은 음식을 적어보세요.

텔레비전 및 뉴스 인상 깊은 프로그램이나 뉴스 내용을 적어보세요.

프로그램명 제목

기억에 남는 내용

감사한 일 감사한 일 고마운 일 적어보세요.

기억하기 오전에 문제의 답을 기억을 떠올리며 적어보세요.

숫자

도형　　　□　　　　○　　　　△

단어

회상 주제

가사　　각시방

하루 시작

	년	월	일	요일

날씨 ☀ ⛅ ☁ 🌧 ☂ ⛄

⏰ 기상 시간　　시　분　　🌙 취침 시간　　시　분

👕 상의 색상　　　　　👖 하의 색상

건강한 하루

복용 약　아침　　　　알　점심　　　　알　저녁　　　　알

식전 혈당　　　　　식후 혈당　　　　　혈압

일정 점검

오늘의
중요한일
　　　오전

　　　오후

오늘의 가사　　읽으면서 따라 적어보세요.

각시님 각시님

각시님 각시님

인지 활동

아침에 문제를 풀고 답을 기억한 뒤 저녁에 다시 생각을 떠올려보세요.

오늘의 **숫자**

♧ 오늘 날짜 더하기를 해보세요.

숫자

	+		=	

오늘의 **도형**

♧ 오늘 도형을 한가지 선택해보세요.

도형

♧ 정답 칸에 따라 그려보세요.

오늘의 **단어**

♧ 편지나 소포 등을 모아 배달하는 일을 하는 곳입니다.
예금·적금·보험, 공과금 수납도 할 수 있습니다.

단어

① 동사무소　　② 우체국
③ 집배원　　　④ 은행

회상 활동

♧ 따라 적어보세요.

빗자루 쓰레받이

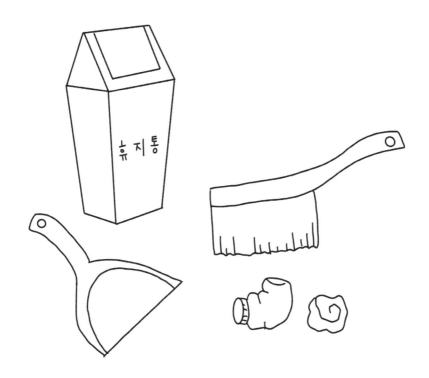

1. 빗자루로 청소해 본 곳 중 가장 넓은 장소는 어디입니까?

2. 최근에 언제 빗자루로 청소를 해보셨나요?

하루 마무리

연락 주고 받기   기억에 남는 전화나 문자 통화 적어보세요.

누구

내용

먹은 음식   가장 맛있게 먹은 음식을 적어보세요.

텔레비전 및 뉴스   인상 깊은 프로그램이나 뉴스 내용을 적어보세요.

프로그램명 제목

기억에 남는 내용

감사한 일   감사한 일 고마운 일 적어보세요.

기억하기   오전에 문제의 답을 기억을 떠올리며 적어보세요.

숫자

도형   □   ○   △

단어

회상 주제

가사   각시님

하루 시작

년   월   일   요일

날씨 ☀ ⛅ ☁ 🌧 ☔ ⛄

⏰ 기상 시간   시   분   🌙 취침 시간   시   분

👕 상의 색상   🩳 하의 색상

건강한 하루

복용 약 아침   알 점심   알 저녁   알

식전 혈당   식후 혈당   혈압

일정 점검

오늘의
중요한일
　　　　오전

　　　　오후

오늘의 가사   읽으면서 따라 적어보세요.

안녕하세요

안녕하세요

인지 활동

아침에 문제를 풀고 답을 기억한 뒤 저녁에 다시 생각을 떠올려보세요.

오늘의 **숫자**

♧ 오늘 날짜 더하기를 해보세요.   숫자

	+		=	

오늘의 **도형**

♧ 오늘 도형을 한가지 선택해보세요.   도형

♧ 정답 칸에 따라 그려보세요.

오늘의 **단어**

♧ 돈을 맡겨두었다가 입금하거나 출금할 수 있습니다.   단어
대출, 어음 거래, 증권의 인수 업무 등의 일도 합니다.

① 우체국   ② 은행
③ 동사무소   ④ 병원

회상 활동

♣ 따라 적어보세요.

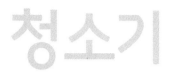

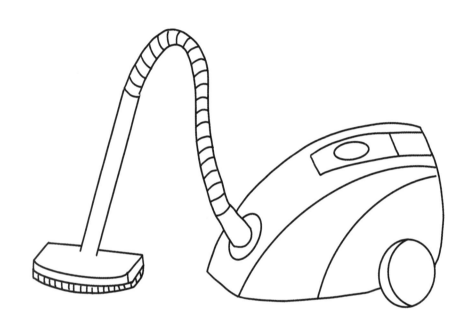

1. 청소기를 직접 사용하나요? 주로 누가 사용하나요?

2. 청소기와 빗자루의 공통점과 차이점은 무엇입니까?

하루 마무리

연락 주고 받기　　기억에 남는 전화나 문자 통화 적어보세요.

누구

내용

먹은 음식　　가장 맛있게 먹은 음식을 적어보세요.

텔레비전 및 뉴스　　인상 깊은 프로그램이나 뉴스 내용을 적어보세요.

프로그램명 제목

기억에 남는 내용

감사한 일　　감사한 일 고마운 일 적어보세요.

기억하기　　오전에 문제의 답을 기억을 떠올리며 적어보세요.

숫자

도형　　　　□　　　　○　　　　△

단어

회상 주제

가사　　안녕하세요.

하루 시작

	년	월	일	요일

날씨 ☀️ ⛅ ☁️ 🌧️ ☂️ ⛄

⏰ 기상 시간　　시　분　🌙 취침 시간　　시　분

👕 상의 색상　　　　👖 하의 색상

건강한 하루

복용 약　아침　　　알　점심　　　알　저녁　　　알

식전 혈당　　　　식후 혈당　　　　혈압

일정 점검

오늘의
중요한일
　　　　오전

　　　　오후

오늘의 가사　읽으면서 따라 적어보세요.

낮에는 햇님이 문안 오시고

낮에는 햇님이 문안 오시고

인지 활동

아침에 문제를 풀고 답을 기억한 뒤 저녁에 다시 생각을 떠올려보세요.

오늘의 **숫자**

♣ 오늘 날짜 더하기를 해보세요.　　　　　　　　　　　　숫자

	+		=	

오늘의 **도형**

♣ 오늘 도형을 한가지 선택해보세요.　　　　　　　　　　도형

♣ 정답 칸에 따라 그려보세요.

오늘의 **단어**

♣ 남자의 머리털을 깎아 다듬거나 염색하는 곳입니다.　　단어
　수염을 다듬거나 자르기도 합니다.

① 도서관　　② 미용실
③ 이발소　　④ 다방

회상 활동

♧ 따라 적어보세요.

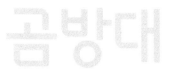

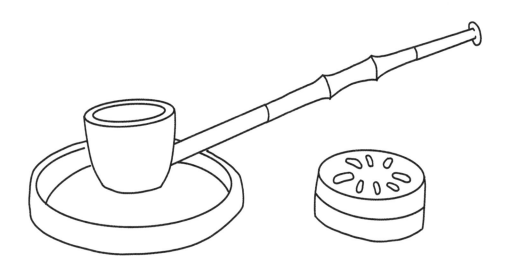

1. 곰방대를 보면 떠오르는 사람이 있나요?

2. 곰방대를 피우는 방법을 알고 있나요? 알고 있다면 설명해 보세요.

연락 주고 받기　　기억에 남는 전화나 문자 통화 적어보세요.

누구

내용

먹은 음식　　가장 맛있게 먹은 음식을 적어보세요.

텔레비전 및 뉴스　　인상 깊은 프로그램이나 뉴스 내용을 적어보세요.

프로그램명 제목

기억에 남는 내용

감사한 일　　감사한 일 고마운 일 적어보세요.

기억하기　　오전에 문제의 답을 기억을 떠올리며 적어보세요.

숫자

도형　　　　□　　　　○　　　　△

단어

회상 주제

가사　　낮에는

하루 시작

	년	월	일	요일

날씨 ☀ ⛅ ☁ 🌧 ☂ ⛄

⏰ 기상 시간　　　시　　분　　🌙 취침 시간　　　시　　분

👕 상의 색상　　　　　　　　👖 하의 색상

건강한 하루

복용 약　아침　　　　알　점심　　　　알　저녁　　　　알

식전 혈당　　　　　　식후 혈당　　　　　　혈압

일정 점검

오늘의
중요한일

　　　　오전

　　　　오후

오늘의 가사　　읽으면서 따라 적어보세요.

밤에도 달님이 놀러오시네

밤에도 달님이 놀러오시네

인지 활동

아침에 문제를 풀고 답을 기억한 뒤 저녁에 다시 생각을 떠올려보세요.

오늘의 **숫자**

♣ 오늘 날짜 더하기를 해보세요.   숫자

	+		=	

오늘의 **도형**

♣ 오늘 도형을 한가지 선택해보세요.   도형

♣ 정답 칸에 따라 그려보세요.

오늘의 **단어**

♣ 국회의원이 일하며 국정을 논의하는 장소입니다.   단어

① 사무실   ② 청와대
③ 국회의사당   ④ 백악관

회상 활동

♣ 따라 적어보세요.

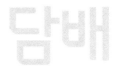

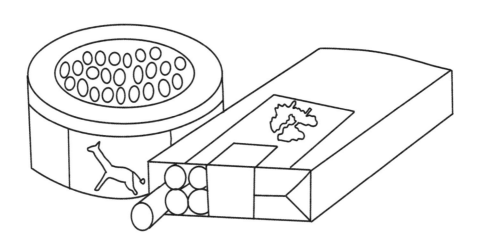

1. 주변에 담배를 피우는 사람이 있습니까?

2. 담배를 피우는 장소가 어떻게 변했나요?

하루 마무리

연락 주고 받기　기억에 남는 전화나 문자 통화 적어보세요.

누구

내용

먹은 음식　가장 맛있게 먹은 음식을 적어보세요.

텔레비전 및 뉴스　인상 깊은 프로그램이나 뉴스 내용을 적어보세요.

프로그램명 제목

기억에 남는 내용

감사한 일　감사한 일 고마운 일 적어보세요.

기억하기　오전에 문제의 답을 기억을 떠올리며 적어보세요.

숫자

도형　　□　　　○　　　△

단어

회상 주제

가사　밤에도

주간 마무리

지난 7일 동안 읽고 따라 적어본 가사를 떠올리며 적어보세요.

〈고드름〉

고드름 고드름

고드름 따다가

영창에 달아놓아요

각시님

낮에는 이   문안 오시고

에도 달님이   오시네

	햇님	각시님
	수정 고드름	밤 놀러오시네
	각시방	안녕하세요
	발을 엮어서	

♧ 가사 속 계절은 언제인가요?

① 봄 ② 여름 ③ 가을 ④ 겨울

소중한일상
5주차

제헌절이 있는 달에서 식목일이 있는

달 수를 빼서 답 수만큼 150쪽에서

색칠하세요.

제헌절 달(   )-식목일 달(   )=정답(   )

년   월   **봄 · 여름 · 가을 · 겨울**

♣ 달력에 맞는 그림을 그리거나 잡지를 오려 붙여보세요.

월   화   수   목   금   토   일

년		월	주
요일	일	기념일 공휴일	오전 중요한일	오후 중요한일
월	일			
화	일			
수	일			
목	일			
금	일			
토	일			
일	일			

하루 시작

년　　　월　　　일　　　요일

날씨

⏰ 기상 시간　　시　분　　🌙 취침 시간　　시　분

👕 상의 색상　　　　　🩳 하의 색상

건강한 하루

복용 약　아침　　　알　점심　　　알　저녁　　　알

식전 혈당　　　　식후 혈당　　　　혈압

일정 점검

오늘의
중요한일

오전

오후

기억 할 문장　읽으면서 따라 적어보세요.

나는 행복한 사람이다.

나는 행복한 사람이다.

아침에 문제를 풀고 답을 기억한 뒤 저녁에 다시 생각을 떠올려보세요.

오늘의 **숫자**

♣ 오늘 날짜 더하기를 해보세요.

숫자

	+		=	

오늘의 **도형**

♣ 오늘 도형을 한가지 선택해보세요.

도형

♣ 정답 칸에 따라 그려보세요.

오늘의 **단어**

♣ 각종 운동경기에서 선수로 활동하는 사람입니다.
운동에 재주가 있거나 전문적으로 운동을 하는
사람입니다.

단어

① 감독　　② 운동선수
③ 선생님　　④ 학생

회상 활동

♧ 따라 적어보세요.

등잔불 호롱불

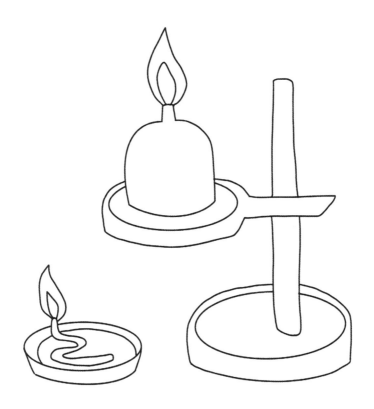

1. 호롱불을 언제 주로 사용했습니까?

2. 호롱불 하면 떠오르는 기억이 있습니까?

하루 마무리

연락 주고 받기 기억에 남는 전화나 문자 통화 적어보세요.

누구

내용

먹은 음식 가장 맛있게 먹은 음식을 적어보세요.

텔레비전 및 뉴스 인상 깊은 프로그램이나 뉴스 내용을 적어보세요.

프로그램명 제목

기억에 남는 내용

감사한 일 감사한 일 고마운 일 적어보세요.

기억하기 오전에 문제의 답을 기억을 떠올리며 적어보세요.

숫자

도형   □   ○   △

단어

회상 주제

기억 할 문장   나는

하루 시작

<table>
<tr><td></td><td>년</td><td>월</td><td>일</td><td>요일</td></tr>
</table>

날씨　☀️　⛅　☁️　🌧️　☂️　⛄

⏰ 기상 시간　　시　분　🌙 취침 시간　　시　분

👕 상의 색상　　　　　　🩳 하의 색상

건강한 하루

복용 약　아침　　　알　점심　　　알　저녁　　　알

식전 혈당　　　　식후 혈당　　　　혈압

일정 점검

오늘의
중요한일
　　오전

　　오후

기억 할 문장　읽으면서 따라 적어보세요.

나는 건강한 사람이다.

나는 건강한 사람이다.

인지 활동

30일

아침에 문제를 풀고 답을 기억한 뒤 저녁에 다시 생각을 떠올려보세요.

오늘의 **숫자**

♧ 오늘 날짜 더하기를 해보세요.

숫자

	+		=	

오늘의 **도형**

♧ 오늘 도형을 한가지 선택해보세요.

도형

♧ 정답 칸에 따라 그려보세요.

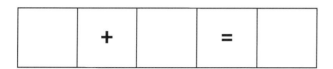

오늘의 **단어**

♧ 입안 및 치아의 질병이나 손상이 있을 때 가는 병원 입니다.

단어

치과의사가 진료하고 치료합니다.

① 내과　　② 정형외과
③ 치과　　④ 한의원

회상 활동

♣ 따라 적어보세요.

스탠드

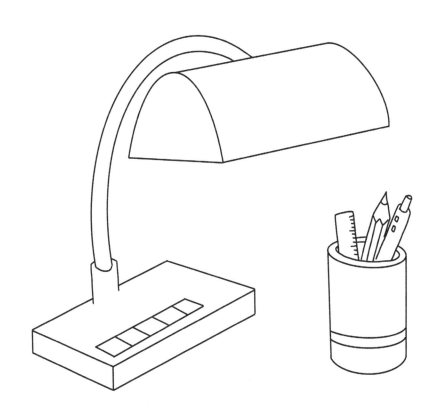

1. 스탠드를 주로 사용하는 사람은 누구인가요?

2. 스탠드를 보면 떠오르는 사람이 있나요?

하루 마무리

연락 주고 받기 기억에 남는 전화나 문자 통화 적어보세요.

누구

내용

먹은 음식 가장 맛있게 먹은 음식을 적어보세요.

텔레비전 및 뉴스 인상 깊은 프로그램이나 뉴스 내용을 적어보세요.

프로그램명 제목

기억에 남는 내용

감사한 일 감사한 일 고마운 일 적어보세요.

기억하기 오전에 문제의 답을 기억을 떠올리며 적어보세요.

숫자

도형 □ ○ △

단어

회상 주제

기억 할 문장 나는

하루 시작

년   월   일   요일

날씨

⏰ 기상 시간   시   분   🌙 취침 시간   시   분

👕 상의 색상   🩳 하의 색상

건강한 하루

복용 약 아침   알 점심   알 저녁   알

식전 혈당   식후 혈당   혈압

일정 점검

오늘의
중요한일

오전

오후

기억 할 문장   읽으면서 따라 적어보세요.

나는 소중한 사람이다.

나는 소중한 사람이다.

인지 활동

아침에 문제를 풀고 답을 기억한 뒤 저녁에 다시 생각을 떠올려보세요.

오늘의 **숫자**

♣ 오늘 날짜 더하기를 해보세요.

숫자

	+		=	

오늘의 **도형**

♣ 오늘 도형을 한가지 선택해보세요.

도형

♣ 정답 칸에 따라 그려보세요.

오늘의 **단어**

♣ 여러 학생들이 교육을 받는 장소입니다.
  학생들은 교사의 지도에 따라 교육받습니다.

단어

① 공원　　② 학교
③ 놀이터　　④ 학원

회상 활동

♣ 일기장을 쓰면서 가장 기억에 남는 순간을 그려보세요.

하루 마무리

연락 주고 받기   기억에 남는 전화나 문자 통화 적어보세요.

누구

내용

먹은 음식   가장 맛있게 먹은 음식을 적어보세요.

텔레비전 및 뉴스   인상 깊은 프로그램이나 뉴스 내용을 적어보세요.

프로그램명 제목

기억에 남는 내용

감사한 일   감사한 일 고마운 일 적어보세요.

기억하기   오전에 문제의 답을 기억을 떠올리며 적어보세요.

숫자

도형   □   ○   △

단어

회상 주제

기억 할 문장   나는

출발

1. **어버이날**이 있는 달은 언제인가요?

2. **현충일**이 있는 달은 언제인가요?

3. **식목일**이 있는 달은 언제인가요?

4.**국군의날**이 있는 달에서 **현충일**이 있는

달 수를 빼면 숫자가 몇인가요?

5.**제헌절**이 있는 달에서 **식목일**이 있는

달 수는 빼면 숫자가 몇인가요?

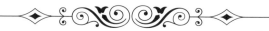

수 료 증

성 명 :

과 정 : 소중한 일상이야기

기 간 :

위 사람은 기억농장에서 실시한

소중한 일상이야기 과정을 성실히

수행하였기에 이 수료증을 드립니다.

20   .   .   .

기억농장지기

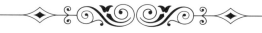